JN232355

親と教師のための
AD/HDの手引き

ヘンリック・ホロエンコ
Henryk Holowenko

宮田敬一 監訳
片野道子 訳

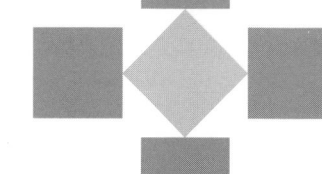

ATTENTION
DEFICIT/
HYPER ACTIVITY
DISORDER

二瓶社

Attention Deficit/ Hyperactivity Disorder: A Multidisciplinary Approach
by Henryk Holowenko
Copyright 1999 by Henryk Holowenko
Japanese translation rights arranged with Cathy Miller Foreign Rights Agency
through Japan UNI Agency, Inc., Tokyo.

例えば正常な型の性格であっても、抑制が起こり得ないほど速く衝動が運動として発射されるように見えることがある。これは「向こう見ずの」「浮薄な」気質であって、寸暇なく動きまわり喋り続けている。(今田寛訳「心理学（下）」岩波文庫)

William James （1890, p.800） *Principles of Psychology*

目　次

監訳者まえがき ……………………………………………… vii
序文と謝辞 …………………………………………………… ix
Chapter 1　はじめに …………………………………………… 1
Chapter 2　AD/HD とは ……………………………………… 3
　　背　景 ………………………………………………………… 3
　　AD/HD の定義 ……………………………………………… 4
　　AD/HD の原因 ……………………………………………… 5
　　合併する障害と関連する問題 ……………………………… 7
　　なぜ AD/HD を診断することが難しいのか ……………… 8
　　AD/HD の概要 ……………………………………………… 10
　　　　一次的症状 …………………………………………… 10
　　　　二次的症状 …………………………………………… 10
　　　　認知障害 ……………………………………………… 10
　　　　出現率 ………………………………………………… 10
　　　　症状の発達的変化 …………………………………… 11
　　　　原因論 ………………………………………………… 11
Chapter 3　診断と査定で考慮すべきこと …………………… 13
　　発達歴と家族歴 ……………………………………………… 15
　　複数の状況下における行動 ………………………………… 15
　　学校の記録の再検討 ………………………………………… 16
　　心理査定と認知プロフィール ……………………………… 17
　　臨床医学的検査 ……………………………………………… 19
　　査定資料を統合する ………………………………………… 20

Chapter 4 学校での介入 23
    学校における基本的な戦略と介入 23
    学級経営 24
        学級組織 24
        物の配置 25
        授業 25
        行動の管理 26
        社会的スキル 27
        教授法 28
        一人ひとりへの対応 29
    家庭と学校の連携 31
    まとめ 33

Chapter 5 家庭における介入 35
    知識と理解力を育てる 35
    子どものことを考えて肯定的に行動する 36
    肯定的な自尊心を育てる 37
    日課、計画、予定を実行する 38
    はっきりと意思伝達する 39
    コントロールする 39
    より現実的な目標を持つ 40
    処罰を設ける（安全弁） 41
        （1）無視すること 41
        （2）タイムアウト 41
    自分自身を大事にする 42
    助言を求める 42

Chapter 6　薬について	43
副作用	44
薬物依存	44
薬の投与の基準	45
事後観察	45
Chapter 7　教育施策　AD/HD と SEN 規約	47
Chapter 8　両親と査定と介入プロセス	51
Chapter 9　考え方の概要	55
付録 A　診断基準	61
AD/HD のための DSM-IV 診断基準	61
多動症のための ICD-10 の診断基準	63
付録 B　患者のための身体チェック	67
事後調査	69
付録 C　両親のための AD/HD 情報	73
子どもの安全のために	73
公共の場に子どもを連れて行くとき	74

装幀・森本良成

監訳者まえがき

　今日、学校教育において、教師は多動で衝動的な子どもの扱いに困り、学級崩壊という言葉も出てきて久しい。これらの子どもたちの中には、医師から AD/HD、注意欠陥多動性障害という診断を受けて、投薬治療を受けている子もいる。それらの親の中には、家庭でも学校でも子どもが問題を起こし、非常に苦悩している人もいれば、確かに子どもが家庭で落ち着きなく、衝動的であり困っているが、例えば、子どもは一人っ子で、家で好きにさせていると、特に問題とするほどではないと感じている人もいる。しかし、後者の親でも、子どもが学級集団になじめず、級友とトラブルばかりを起こして、授業にならないと教師から言われ、どこかへ相談に行くように勧められるケースもある。前者の親も後者の親も共に、子どもの行動をどう捉え、どのように対処すべきかわからず、途方に暮れてしまうのが現実である。

　本書は、注意欠陥多動性障害とは何か、そして、そのような症状を持つ子どもと心理臨床的にどのように接したらよいのかについて、診断、薬物治療を含めて、多面的に教えてくれる。特に、家庭での対処法と学校での対処法について、具体的にわかりやすく、すぐに実践できる形でそれらを提供している。また、親、医師、心理学者、教師の連携のあり方や、特別な支援を要する子どもの教育行政のあり方についてまで、イギリスの例を挙げて、具体的に言及している。その意味で、注意欠陥多動性障害に悩む親と教師にとって、本書は子どもとの新しい相互作用のあり方について一つの可能性を示してくれている。

　筆者のゼミで本書を取り上げ、読み進むうちに、小学校の現職教諭で特殊学級を担当している研究生の片野道子さんが実際の子どもの指導にとても役立つと本書に関心を示し、訳出の労をとることになった。本書の出版のためにご協力をいただいた、現新潟大学大学院生の大戸麗子さん、片山ユキさん

をはじめとするゼミの学生の皆さん、それに、お茶の水女子大学研究生の佐伯奈美さんにはお世話になりました。たいへん感謝しています。本書が多くの人たちから親しまれ、現時点における注意欠陥多動障害と呼ばれるものが正しく理解され、子どもたちにとって本当に有益となることを願っています。最後に、筆者の都合で出版が大幅に遅れたにもかかわらず、辛抱強く支援していただいた、二瓶社の吉田三郎社長に感謝申し上げます。

平成14年11月　　紅葉を迎えた銀杏並木を眺めて

監訳者　宮田敬一

序文と謝辞

　この本は1996年11月から1997年6月にデボン（Devon）で、各地から集まった多分野の研究者からなるグループによって執筆されたものである。その後、研究と実践が進み、それを考慮し最新の情報をこの本に載せた。研究グループの総意に至っていない見解についてはできるかぎり除いている。ここでは両親、教師、心理学者、そして臨床医が連携して査定や介入を行なうこと、すなわち多面的協動的アプローチの重要性を強調している。研究グループを以下に示す。

Henryk Holowenko	（代表）教育心理学者	東デボン
Tony Cronin 博士	コンサルタントの小児科医	西デボン
Mollie Curry	教科指導主事：行動支援チーム	東デボン
Rosemary Evan 博士	コンサルタントの地域小児科医	西デボン
Ken Fuller	教育心理学者	北デボン
Richard Haydon	地域教育次長	北デボン
Wolfgang Hug	SEN アドバイザー	デボン
Yvette Parker 博士	コンサルタントの児童精神科医	東デボン
Jackie Pile	AD/HD 専門家	南デボン
Andy Simpson	教科指導主事：行動支援チーム	南デボン
Belinda Woodthorpe	教育心理学者	西デボン
Rini Hoogkamer 博士（協力者）	児童精神医学専門家	東デボン

　また貴重な助言を下さった Nick Knapman（副代表　心理学者）、Martin Herbert 教授（臨床心理学者）、Jenny Wookey（臨床心理学者）そして Geoffrey Kewley（コンサルタントの小児科医）に深く感謝する。

Chapter 1
はじめに

　今日、注意欠陥多動性障害（AD/HD）はアメリカでは子どもたちによく見られる症例として、精神医学や心理学の領域で取り上げられることが一般的となっている。また、イギリスやその他の国においても、かなり社会認知されるようになり、疑う余地のないものとなってきている。文化、地域によって違いはあるが、少なく見ても子どもの3％から6％に出現しており、3：1の割合で男子にあらわれることが多い。そして、年齢や男女により違いはあるものの、生涯にわたり症状が持続する可能性がある（Tannok, 1998）。報告されている出現率には大きな違いがあり、イギリスでの1,500人に1人の出現率に対して、アメリカのある地域では子どもの9％がAD/HDと診断されている（Hinshaw, 1994; Prendergast et. al., 1988; Schachar, 1991; Taylor, 1994 a; Taylor et. al., 1991）。Kewley（1998）は、この違いはイギリスでは十分な診断や治療がなされていないことによるものであって実際にはもっと多くの子どもがその症状を呈しているのではないか、と指摘している。そして、このことは、イギリスの学齢期の子どもの精神刺激剤使用者が、アメリカの3％、オーストラリアの1％に比べて、約0.03％という低い値を示していることからも分かると言っている。

　この違いは、国によって診断基準が異なるということからきている（付録A参照）。しかしながらこのことを考えあわせ、イギリスでは0.5％から1％が多動（Taylor, 1995）であるとしても、今までイギリスでは、AD/HDが重要な意味をもって診断・治療されてこなかったと言えるだろう。

　AD/HDの子どもがより多くなっている現状において、教師や子どもたち

に関わっている専門家たちがこの状況の本質を理解することがますます重要になってきている。さらにいえば査定や介入プロセスに対する、多面的な協働アプローチの必要性が求められていると言える。つまり親、教師、心理学者、臨床医が一緒に協力してアプローチするということである。もし、査定や介入プロセスの中核をなすこの連携がうまくいかなかったとしたら、すべての査定や対処もうまくいかないだろう。そして、治療を必要としている子どもたちにも応えることはできないだろう。

　この本は、教師や親そのほかの専門家がAD/HDの子どもの査定、診断、管理、対応などを考えるときの参考になれば、と書かれたものである。この本ではAD/HDへの協働アプローチに重きをおいている。AD/HDの概念の詳細な記述や議論をめざしたものではない（British Psychological Society, 1996参照）。もっと詳しいことを知りたい方は、巻末の参考文献を参照してほしい。

Chapter 2
AD/HD とは

背 景

　AD/HD と言われるようになったのは最近のことであるが、この症状は決して新しいものではない。この本のとびらに William James の記述を引用したように、100年も前から存在していたのである。近代心理学の父と尊敬された William James は、「心理学の原理（*Principles of Psychology*）」の中でその症状について言及している。

　AD/HD についての医学的な記録は、1902年のイギリスの小児科医の George Still のものに始まるといわれる。彼は、反抗的で自己抑制に欠ける子どもを『短気（passionate）』と名付け、そうした20人の子どもについて報告をしている。Still は、親の子育てが AD/HD に関係しているのではないという、その当時にしては急進的な考え方を提示した。彼は、脳の微細損傷が関係しているのではないかと疑った。この考え方は、その後1917年から1918年にかけてのウイルス性の脳炎の流行で一躍脚光を浴びることになった。脳炎の感染後、注意力や記憶力、衝動性の抑制などにダメージが残ったことに医者たちが気が付いたのである。そして、第2次世界大戦で脳に損傷を負った兵士に関する1940年代と50年代およびその後の研究では、同じような症状が微細脳損傷と呼ばれ、後に微細脳機能障害と呼ばれることになった。1937年、アメリカの小児科医（Bradley）が、これらの症状を示す子どもに精神刺激剤を与えるとその症状を緩和できることを報告した。1970年代の中ごろまでには、メチルフェニデート（リタリン）が注意欠陥障害（ADD）の子どもたちの

治療で最も多く使われる薬となった。そして、ついにこの症状は注意欠陥多動性障害（AD/HD）と呼ばれるようになったのである。

　我々が生きている間に、診断名は再び変わりそうである。例えば、この状態を行動抑制障害（BID）と呼ぶべきでないかという論争もある。なぜなら障害の中心に、抑制の欠如が見られるからである（Barkley, 1996）。診断名は政治的、政策的に決定されるものだが、そのような行動自体は現実に、文化に関係なく子どもたち、青年、大人すべての年代を通じて確実に見られるのである。

AD/HD の定義

　注意欠陥多動性障害（AD/HD）は、さまざまな問題行動を示す医学的症状を行動の面から診断したものである。これらの行動には多くの原因と影響があり、その特徴は普通の行動を併せ持つということである。AD/HD は問題行動が次に示す四つの面に支障をきたすときにつけられる医学的な診断名である。

・発達面
・行動面
・家族関係
・社会性

　AD/HD には3つの大きな特質がある。一つは不注意であるということ。2つ目は向こう見ずなほど衝動的であるということ。もう一つはすべてではないが、膝をゆすったり、足をパタパタさせるなど多動性であるということである。多動性がないものは AD/HD 不注意優勢型と呼ばれている。この子どもたちは、注意を集中させたり、じっと座っていたり、感情をコントロー

ルしたりすることができず、考えるより先に行動してしまう。また、怖い物知らずで事故に遭いやすい、順番が待てない、授業中に勝手に答えてしまう、ルールに従えない、作業への取り組みが困難、などの症状がある。衝動的で、絶えず不注意な行動をとるため、彼らは、社会性においても不利で、友達を作ることが難しい。

　AD/HDの子どもたちの行動は、その年相応の子どもたちの行動がより過剰にあらわれているということを理解しておくことが大事である。どの子どもも発達段階において、衝動的な問題行動や不注意、じっと座っていられないなどの経験をしているが、AD/HDの子どもの症状は、これらの行動がまとまって存在すること、それらの症状の激しさ、大きくなっても続くこと、が決定的な診断要因である。しかし注意しなくてはならないのは、AD/HDに似た症状は、ほかの要因の結果としてあらわれることもあるということである。例えば、学校の勉強がうまくいかないことへの欲求不満、意欲のなさ、心配事、他の医学的な状態などである。注意深く診断するためには、このような他に考えられる原因を取り除いていくことが大切である。

　我々の目指すところは単にAD/HDを診断することではない。集めた情報に基づいて適切な介入計画を決定することである。

　症状が激しい場合は、医学的な治療によって学校生活に適応させることもある。しかし、薬は技能の代わりにはならないのであって、これらの子どもが持っている社会性や行動の問題を管理するための戦略を学ぶことが大切なのである。AD/HDが障害となる程度は、その症状の激しさのみならず、環境とも関係している。学校や家庭において望ましい状況にあるかどうかで、大きく違ってくる。

AD/HDの原因

　AD/HDの原因についてはまだ論議の分かれるところである。しかし、神

経学的あるいは生化学的なことが関係しているという考え方が大勢を占めてきている。ドーパミン、セロトニン、ノルアドレナリンなどの神経伝達物質が、注意力や衝動のコントロールに重要な役割を果たしていると考えられている。脳画像技法を使った研究によって、AD/HDの子どもの前頭葉には機能不全がみられることが指摘されている（Castellanos et al., 1996; Giedd et al., 1996; Hauser et al., 1993; Zametkin et al., 1990）。

また、AD/HDにみられる神経学的障害は遺伝的な要素が強い、という見方が強くなってきている。双子についての研究によると、多動性や不注意性の約半分は遺伝的影響によって説明されている（Van der Oord, Boomsma and Verhulst, 1994; Goodman and Stevenson, 1989; Sherman, McGue and Iacono, 1997）。

他には、正常範囲内での個人差、神経発達の遅れ、出生前後の損傷、鉛公害の影響や医学的な治療の影響、今日的な文化や親子関係の特徴も含めた環境的要因によるという仮説がある（British Psychological Society, 1996）。AD/HDの原因が環境的な要因にあるという証拠は弱いが、その進行や将来的な姿には環境的な要因が強く関係している、という考え方は強くなっている（Kendall and Braswell, 1985; Sonuga-Barke and Goldfoot, 1995; Taylor and Dowdney, 1998; Van der Oord and Rowe, 1997）。

特に生物学的な要因は、子どもにある行動を起こさせるだけであって決定的要因ではない、ということを認識することが大切である。AD/HDの治療において最も大事なことの一つは、子どもの能力とその能力に対してなされる要求にどれくらい子どもたちが応じているかを、幅広い観点から見極めることである。子どもの問題が障害であるかどうかは、その子どものおかれている状況、子どもにどんなことを求めているか、その子どもの弱さや強さ、どんな支援を受けているか、によって違ってくる。

AD/HDの原因を単一的にとらえることからの脱却が重要だということを資料は示唆している。多くの研究者は、その子の生物学的および心理的な特質と、家族や社会環境の両方をよく見て、その子どもをAD/HDとみなすか

どうかを決定すべきである、と提言している。この多面的・弁証法的モデルは、子どもの環境と身体的・心理的状態との間に複雑な相互作用があることを示している。

合併する障害と関連する問題

　AD/HDと診断されると、合併する幾つかの症状を持っている可能性が高い。特にAD/HDの子どもは、ほかの子どもと比べて医学的、発達的、行動的、社会的、情緒的、学業的な面において困難性を持つことが多い。

　AD/HDの子どもは他の子どもと比べ特に学習困難を併せ持つことが多く、不器用で、話し言葉や言語の困難性を経験することが多い（Barkley, 1995a, 1998; Du Paul and Stoner, 1994; Tannock, 1998）。AD/HD児の20％から40％には、読み、書き、算数の学習の少なくとも一つに困難があると報告されている。Richards（1995）は、AD/HDの子どもの約33％が読みに問題があったとするアメリカの研究を引用している。

　幾つかの研究は、AD/HDの子どもの一般的な知的発達が、そうでない子どもと比べてかなりの程度劣っていることを見いだした(Hinshaw, 1992; Palkes and Stewart, 1972; Sonuga-Barke et al., 1994)。しかしその違いは、生まれつきの知能というよりもAD/HD児のテストを受ける能力の問題を、より反映しているのかもしれない。AD/HDの子どもの知的発達は、おおむね正常の範囲内である（Barkley, 1995a）。

　AD/HDの子どもは社会性が未熟でうまく人と関われない、と言われている。彼らは友だちが行なっている活動や会話に参加することが苦手である。彼らは自分の順番が分からない。遊びに関するソシオメトリック研究では、AD/HDの子どもは親友や一緒に活動したい相手として選ばれることがほとんどないことが示された（Pelham and Milich, 1984）。彼らは、繰り返し受ける否定的な扱いのために自尊心を傷つけられてしまうであろう(Barkley, 1998)。

AD/HDの子どもは一般的な健康上の問題や夜尿、睡眠障害を抱えていることが多いようである。AD/HD児は事故に遭いやすいという研究もある（Barkley, 1998）。

　AD/HD以外の情緒や行動の障害を合併していることも多い。AD/HD児の45％までが、他の精神疾患を少なくとも一つ合併しているといわれる（Barkley, 1995a）。彼らは反抗挑戦性障害と行為障害を進行させる可能性があり、そうなると通常の教育では彼らのニーズに十分応えられない。教育者は、AD/HD児が社会的、情緒的、行動・学業上の問題をひどく悪化させる前に治療すれば問題の進行は避けられる、ということを理解しておくべきである。

なぜAD/HDを診断することが難しいのか

　専門家は、不注意性や衝動性はどんな発達段階の子どもにも見られる問題であることを認識しておくべきである。Goldstein（1997）は、不注意性はDSM-Ⅳのどの障害においてもよく見られる症状であると指摘している。従って、医者によって診断が違ってくる。これは、共存する症状の中で一次的と思われるものから障害や症候群を診断することに関係する。例えば、AD/HDではない何らかの問題を持つ子どもでも、AD/HDの子どもと似た行動をしないだろうか？　別々に存在している2つ以上の問題が相互に関係しているということがないだろうか（例えばAD/HDと失読症あるいは学習障害）。AD/HDが二次的な問題（例えば情緒不安）を引き起こしはしないだろうか。情緒不安はAD/HDの原因なのか結果なのかを結論づけるのは難しい。

　AD/HDは医学的診断である。しかし、現段階では確実に診断を下せる医学的検査はない。診断するためには、その子どもの行動から医学的な状況を推論するほかないのである。問題は、その行動がさまざまなレベルと関係していて、純粋に生物学的な特質だけでなく認知的過程や環境的な要因を含む多くの影響を受けている点である。私たちは、その行動が生まれつきの遅れ

なのか認知レベルの遅れなのかを見極める必要がある。一つの症状は一つのサインにすぎない。多様な情報収集をし、他に考えられる原因を慎重に取り除いていくことが、正確な診断につながる。

多くの場合 AD/HD は、正常な範囲の端に位置する。AD/HD は、例えば妊娠のようにはっきりと分類できる状態ではなく、高さや重さのような連続線上にあるようなものである。AD/HD に「医学的治療が必要である」という境界線を引くことは大変難しい。Barkley (1997) が指摘するように、いつ昼が終わり、いつ夜が始まるのかを正確に言え、と言われるようなものである。境界線の設定はそれを設定する人にまかされている、と言わざるを得ない。そして、それはある基準によって決めるというよりは意見の一致によって決まることが多いのである。だからといって診断基準や境界を決めることは無意味だと言っているのではない。断じてない。臨床的な症例でなされている決定の多くは、その本質において、投薬するかしないかといったように二分法的である。その境界は純粋に科学的なものによって決まるというより、それぞれの社会や政策によって決まるのである。

最後に、AD/HD が障害となる程度とその進行は、その症状の激しさのみならず環境にも大きく関係している。こうした意味合いから言えば、環境が子どものニーズにあう場合は、力が発揮されていないのであって、必ずしも障害をもっているのではない。

これらの考え方は、AD/HD に限ったことではない。正常値から離れているだけで発達障害や精神障害と定義したり分類したりすることと似ている。知的障害、学習障害、抑うつ症、不安障害、トゥーレット症候群、自閉症やアスペルガー症候群などのような広汎性発達障害を診断する場合も同じことが言える。

大事なのは、包括的な査定をすることである。そのためには、除外基準と包含基準を併せ持つ多方面的で多様な方法による、慎重で分かりやすい査定をすることである。またこれには、発症や症状の持続と広がりを記録した詳

しい発達歴や家族歴とともに、異った状況における情報も含む必要がある。

AD/HDの概要

一次的症状

・不注意性
・衝動性
・多動性

二次的症状

・行動上の困難
・学業不振または学習障害
・乏しい交友関係
・低い自尊心

認知障害

　注意力を持続できない、また精神集中や思慮深さや、自己決定が要求される課題や社会的状況において衝動性をコントロールできない。

出現率

　報告されている出現率には大きな差があり、精神刺激剤で治療されている学童がオーストラリアで1％、アメリカで3％であるのに対して、イギリスでは0.03％である。この食い違いはアメリカとイギリスで障害の種類を決定

するために採用している診断基準（付録 A 参照）が異なっていることからきている。

症状の発達的変化

- **幼少期** この子どもたちは胎児期や周産期に困難をきたしていることが多い。睡眠障害は共通して見られる症状で、生後間もないころからのことも多い。早い時期から、あやしたり食事を与えることに困難がある。眠らない、いらいらとしたよく泣く赤ん坊であることが多い。
- **就学前** この年齢での診断は難しい。この時期の子どもの正常とされる行動の範囲が広いからである。しかしながら、正常な発達段階の子どもと比べて、著しく活動的で動きまわる子どもたちがいる。彼らは自己を抑制することが非常に困難で、衝動的であるゆえに、深刻な問題行動を多く抱えることになる。
- **学童期** 学校に入ると、注意力や集中力の困難性が次第に明らかになってくる。周りにあわせて注意や行動を調整する能力に欠ける。学習面での困難性に加え交友関係もうまくいかず、その結果自尊心が低くなる。
- **思春期** 注意力、衝動性、興奮しやすさに関する困難は相変わらずあるが、多動性は10代には減少してくる。反抗挑戦性障害や行為障害に進むこともあり、通常の教育では彼らのニーズに応えられなくなってくる。介入をしないと、上述したような二次的な問題がよりはっきりと出てくるであろう。
- **成人期** 研究では60％が困難性を成人まで持ち続け、それが他の情緒的問題や行動問題と結びついてくるであろう。

原因論

- **生物学要因説** 神経学的または、生化学的過程によるという説。

- **生物環境要因説**　個人の生物学的要因と環境要因の相互作用であるという説。
- **環境要因説**　社会的環境、家族、学校が正常に機能していないことが、子どもの不注意性や多動性を引き起こしているという説。

Chapter 3
診断と査定で考慮すべきこと

　前の章で、AD/HDの診断の難しさについてふれた。それでは、AD/HDを診断するにはどんな基準が必要か？　これについては付録Aに詳しく載せたが、概略を以下に述べる。

　AD/HDを診断する上で必要となる症状は以下の通りである。

・7歳以前に始まる
・症状が少なくとも6カ月続く
・発達の著しい遅れが明らか

そして、これらの症状が、二つ以上の状況で機能障害をひき起こすという明確な証拠があることである。これらの基準に加え、指針では、症状を説明できる別のたしかな理由がある場合は除外するように言っている。特に自閉症、精神分裂症、精神病のような障害の結果として起こる症状は含めない。また気分障害や不安障害、人格障害の診断によって説明されるものも除外するとしている。

　これらの基準に基づき、子どもは以下のように診断される。

・AD/HD 不注意優勢型
　　不注意だが、多動性・衝動性は当てはまらない場合
・AD/HD 多動性・衝動性優勢型

多動性・衝動性を示すが、不注意は当てはまらない場合
・AD/HD混合型
　両方の基準が当てはまる場合
（注意　この基準が完全に当てはまらない人〔特に青年や大人〕は部分寛解のAD/HDとされる）

　AD/HDの査定には、複数の情報提供者や状況からの資料を集めるという多面的な方法を使うことが求められている。子どもの行動についての、直接観察だけでなく両親や教師からの信頼できる情報を入手することに、特に重きがおかれている。AD/HDの診断は手際物である。注意深く診断するためには、その症状に関する他の説明すべてが除かれなければならない。目的は単にAD/HDの診断をすることではなく、集められた情報に基づいて効果的な介入プランを立てることである。
　評価の大きな柱は、

・両親との面接
・心理学的評価と学校の評価
・臨床医学の検査

であり、次のような情報がAD/HDの査定のために集められなければならない。

・発達歴と家族歴
・幾つかの状況における行動
・学校あるいは幼稚園・保育園の記録の再検討
・個人の心理査定と認知プロフィール
・臨床医学的検査

発達歴と家族歴

　両親の面接が、ここでの情報収集の基本である。両親は、子どもの発達や現在の適応について独自の見解をもっている。それは何年もの間さまざまな場面で子どもを見てきたからである。従って家族構造・機能、子どもの病歴や発育歴、これまでの社会性や学業成績に焦点をあてた詳細な家族歴が情報として求められるべきである。同じ精神年齢の他の子どもの行動と比べて、成熟に違いがあるということで、問題行動だというのは不適切である。査定の過程で、両親に生育歴について話してもらったり、ふり返ってもらったりすることも強力な治療の一つとなる。これは両親に子どもの困難性を気づかせ、管理や症状の変化に関与させるのに役立つ。

複数の状況下における行動

　2つ以上の状況、つまり典型的な例としては家と学校のような状況で、症状が機能障害を引き起こすという明確な証拠が必要となる。情報は状況下における直接的な観察だけでなく、報告書や面接などで集めることができる。
　異なる状況から、妥当性があって信用できるデータを収集するためには、評定尺度を使うとよい。多くの評定項目において、親と教師の評定値を比較できるからである。個々の評定尺度もすべて役立つものである。その中でAchenbach評定尺度は、最も妥当性があり信用できる心理測定チェックリストとして知られている（Achenbach, 1991）。このチェックリストは年齢・性別を考慮し、子ども、両親、教師に対してそれぞれちがった書式を採用している。そこから不注意性を含む8つの症状尺度によってプロフィールが描き出される。尺度はコンピュータで得点化され、パーセンタイル値により臨床的に意味があるかどうかが分かるようになっている。子ども、両親、教師の回答の違いは、簡単に比較することができる。この尺度に基づく特性と研究論文に

おける AD/HD の診断には、かなりの一致が見られた（Biederman et al., 1993）

他にも改訂版 Conner's 評定尺度（Conners, 1997）、教師のための注意に関する評定尺度（Ullman, Sleator and Sprague, 1991）、改訂版 Barkley の家庭と学校状況質問紙（Barkley, 1991a）、Brown の ADD 尺度（Brown, 1997）がある。

系統だった学級観察一覧表も、課題や状況で見られるさまざまな AD/HD に関係する問題行動の頻度に関しての客観的な情報をもたらす。ここでの問題行動は、同年齢の仲間集団の統制群からなる被験者と比較されるべきである。また、いろいろな一覧表は役に立ち、それぞれの子どもの必要性や状況にあわせて使える（Croll, 1986; Goldstein, 1995参照）。

すべての質問紙や評定尺度は主観的であり、その解釈に際しては配慮が必要である。さらに、すべての質問紙と評定尺度は、AD/HD の子どもと一般の子どもの間の相違をうまく示すが、AD/HD の子どもと他の特別な援助が必要な子、例えば言語障害児との違いを明らかにするのにはあまり向いていない。また、さまざまな状況において、長い期間子どもの行動を観察してきた人から、信頼できる情報を引き出す優れた面接法や判定の仕方が、どんな診断においても基本的なことである。

学校の記録の再検討

学校の記録や介入は、AD/HD に関係する困難性の発症や経過、介入への反応を正確に得るために十分検討されなければならない。AD/HD の査定は学級での児童の現在と過去の様子、学習面での得意と不得意、そして他の社会的・情緒的・行動的特徴についての情報を含むべきである。児童の適応は、その子どものカリキュラムに関係する。それはつまり、学級やそれぞれの子どもへの教師の期待、使用されている教育方法、課題を完了させるための動機づけ、クラスの他の児童たちの成績などである。ここでの査定は、特別な

教育的配慮を必要とする査定に関する実施規約（イギリス教育省, 1994, sec. 5を参照）と似て段階的過程をふむ。

心理査定と認知プロフィール

心理学的な評価は、本質的には問題解決の枠組みに従っている。もし学校の記録と観察データがAD/HDの症状を示唆しなければ、認知査定を全部行なう必要はない。AD/HDの症状が示唆される時には、子どものさまざまな領域での認知機能を見る上で認知面の査定が役立つ。心理学者は学力検査や社会性や情緒の適応テストと同様に、認知、知覚、言語発達に関する心理テストや教育テストをし、それを解釈する必要がある。注意の範囲、視覚─運動技能、記憶、衝動性、計画・組織能力の査定には、特に注意を払う必要がある。これらのテストの結果から、ある子どもの困難性がAD/HDおよび他の学習面・行動面・情緒適応に関する問題と関係しているのか、あるいはそのいずれかと関係しているのかについて、重要な手掛かりを得ることができる。

認知能力テストは、その子どもの学力水準が標準以下かどうかを評価したり、学習様式を観察したり、他の領域の機能不全を探したりするために行なわれる場合もある。AD/HDと診断するには、その子どもの行動が認知年齢や認知レベルと一致しないことが必要である(Barkley, 1998; Braswell and Bloomquist, 1991)。例えば、もしその子どもの注意集中能力がずっと幼い子どものものと同様ならば、その子どもの認知能力が年齢相応か、それより進んでいても、AD/HDと診断されるだろう。しかし、もしその子どもの行動から知的機能の全般的な遅れが示唆されるならば、その子どもの注意集中能力が他の認知能力と一致して低くても、AD/HDという診断は不適当である。

臨床的に描き出されたプロフィールと学習様式や行動の観察は関連しているが、知的機能に関するどの検査得点も関連している。例えば、AD/HDの

子どもは典型的に（いつもとは限らないが）、ウェクスラー式児童用知能検査の集中力と処理速度の項目で低いスコアを示す傾向にある (Kaufman, 1994; Schwean and Saklofske, 1998; Wechsler, 1992)。研究文献には、AD/HDの子どもは機械的なことや比較的努力を要しない課題においては統制群の子どもたちと同じように遂行できるが、注意力と記憶力あるいはそのいずれかをより必要とする課題においては、普通の子や読字障害があっても多動でない子よりも遂行が悪くなると記されており、大変興味深い (August, 1987; Borcherding et al., 1988; Tant and Douglas, 1982)。

Rosvoldら (1956) が最初に考案した連続作業検査 (CPT) はビジランスと衝動性のテストで、AD/HDの診断検査として多くの医者に使われており、コンピュータ版になっている。しかしながらこの検査は、課題の変数、選択基準、状況や外的要因などが作業結果に影響する可能性があり、AD/HDと正常な子どもを識別できるかどうかについては幾つかの論争がある (Corkum and Siegel, 1993; Corkum and Siegel, 1995; Koelega, 1995)。

アメリカ児童青年期精神医学学会 (1997) は、次の結論にいきついた。

・CPTを実施する子どもの行動観察は、CPTの点数と同等あるいはそれ以上に、AD/HDかどうかを判断する材料となる。
・CPTにおける衝動性のエラーと実際の行動における衝動性の間の一致は証明されていない。
・薬の効果の評価に使用する際、CPTの結果の自然環境への一般化はまだ立証されてない。
・CPTは精神刺激剤の効力にいつも敏感に反応するわけではない。
・CPTは実施法の違いに敏感である。これを使用するときの手引きはまだできていない。

今日までに個別に行なわれたテストや集団に行なわれたテストはどれも、診

断過程に適切な生態学的妥当性を示すものではなかった(Barkley, 1991b, 1995b, 1997, 1998; Du Paul and Stoner, 1994; Tannock, 1998; Taylor, 1994a, 1994b)。AD/HD児と普通の子ども、あるいは学習障害の子どもを見分ける特別な知能テストはない（Barkley, DuPaul and McMurray, 1990; Barkley, 1997)。例えばWISC-Ⅲの集中力に関するスコアは、AD/HDの信用できる診断指標ではない（Cohen, Becker and Campbell, 1990)。この項目に関して遂行得点が低い場合、他の原因、例えば遂行不安のような原因に起因している可能性があるからである。さらに、AD/HDの子どもたちは、非常に構造化された課題状況で、見知らぬ検査者との一対一の相互作用のある状況では、しばしば適切な注意力や行動を見せることがある。それにもかかわらず、個別に行なわれるテストは、査定と介入プロセスの基礎となる臨床面、認知面の情報の提供に役立つ（Barkley, 1998; Taylor, 1994b)。査定の目的は単にAD/HDを診断するだけではなく、集められた情報に基づいて効果的な介入計画を決定することである。

臨床医学的検査

　AD/HDではないかと考えられる子どもは小児科の身体検査を受けることが非常に重要である（Barkley, 1981, 1998)。子どもの現在の健康や栄養状態、感覚運動の発達状態と同様に家族歴、胎児期や周産期の出来事、発達歴、病歴を詳細に見ることにも時間をさく必要がある。

　病院での治療面接では、他の医学的・心理学的状態、特に治療可能のものとAD/HDを区別することに重きをおいている。AD/HDは、不運な生物的出来事、例えば低酸素症（酸素欠乏）や重大な頭部外傷、中枢神経系の感染や大脳血管の病気などの結果から起こったのかもしれない。またその子どもの困難性がてんかんに関係していないか調べることも必要である。

　また医学的検査の他の目的は、医学的管理が必要な他の状態が一緒に存在

していないかを見極めることである。既に概観で述べたように、AD/HD は多くの症状を併せ持っている可能性が高い。てんかんや喘息のような重いアレルギーをもつ子どもは、治療する薬が行動に副作用を及ぼすことがあるので注意しなければならない。

また、薬物治療を避けなければならないような身体的な状態があるかどうかも見極めなければならない（例えば高血圧症、トゥーレット症候群）。AD/HD の子どもたちの日常的な身体検査は標準的なものであることが多いが、AD/HD の症状を起こすかもしれない視覚障害や聴覚障害がないことを確かめなくてはならない。体重や身長、心拍数、血圧の正確な基本データは、もし薬を飲むことを考えるならば、飲む前と飲んだ後とを比較しなければならないであろう。

これらのデータはすべて、家族機能や育児法を査定する際に、他の関連した環境的社会的要因とともに考慮しなければならない。

査定資料を統合する

それぞれの査定方法には限界があるが、多面的な方法を用いる利点は、それぞれの方法の良い所と弱い所が、より大きな評価システムの一部として補足し合っていることである（Du Paul and Stoner, 1994）。査定資料を統合する目的は、さまざまな状況における AD/HD に関連した行動の頻度や困難性、その子どもの発達においてその行動がどれだけ継続しているかに関して一貫した情報を得て、何が児童の AD/HD として本質的な症状なのかを明らかにすることである。

現在のところ、専門家は幾つかの査定方法を採用し、違った状況から得た幾つかの情報源を利用し、生物・心理・社会的な面と発達の両方の面からデータを解釈するべきである、という流れが強い。

集めた情報を統合して子どもの身体的、認知的、学業的、行動的、情緒的

な強さと弱さを理解すべきである。それによって介入や治療計画が決定する。例えば行動修正や認知療法、カウンセリング、社会的・組織的技能訓練などが用いられている。多くの子どもにとって、医学的治療は能力を機能させるのに重要である。

　一つの治療で子どもの行動や問題を効果的に扱うことは、できそうにない。問題や行動、それにその問題が起きる状況を明らかにし、それからどの介入方法がいいかを検討することが本当に大切である。

Chapter 4
学校での介入

　対処のアプローチは多面的方法とすべきで、それぞれの子どものニーズに応じて、次に示す要素を含んでいなければならない。

・AD/HD の知識と理解
・家族の支援と介入
・学校での介入と管理プログラム
・行動管理プログラム
・個別の認知アプローチ
・薬物治療

これらは学校に関するもの、家庭に関するもの、医療に関するものにまとめられるので、本章から順に述べていくことにする。

学校における基本的な戦略と介入

　衝動的で多動な子どもの多くは、これから述べる考え方や戦略を用いれば、通常学級でやっていける。AD/HD の子どもを援助できれば、他の子どもたちも援助できるともいえる。仲間から拒絶されたり、拒絶されていると感じることで、AD/HD の子どもの状況はなおさら悪くなるので、そういうことから子どもたちを守ることが重要になってくる。学習環境を考慮することで、

AD/HDのめだった行動を軽減できる。戦略はどこでもいつでも実行できるものでなければならない。この本は、教師がAD/HDの子どもたちに適した考え方や方法をみずから見いだしたり実行することを積極的に応援するものである。すべては、AD/HDの子どもが教育に適応できるようになることを支援するためにある。AD/HDの診断やラベル付けが、AD/HDの子どもには何か欠陥があるという偏見を植えつけるものでないならば、診断はむしろ役に立つ。診断は、その子に合った適切な教育の機会をもたらすことになるからである。

　すべての教職員は、AD/HDについての情報や知識を持つ必要がある。そして、AD/HDをとりまく真実と神話を見分ける明晰さが必要である。学級担任には、共有されている経験と知識に基づく積極的な支援と理解が必要である。

　薬の処方は、AD/HDに対する援助計画を側面からサポートすることになるだろう。しかし、薬の処方だけでよい結果が生まれるのではなく、子どもに能力があり、教師にも介入リパートリーがあって初めて、よい結果が生まれるのである。

　多方面の専門家との対話や情報の交換は、効果的な介入を確立させ、子どもが自分自身や学校活動とうまくつきあい、仲間や家族とうまくやっていくことを支援するだろう。

（注意　初等教育〔5歳から10歳〕や中等教育〔10歳から13歳〕に適した戦略の目ききをするためには、慎重さと専門的な判断が必要である）

学級経営

学級組織

　AD/HDの子どもたちには、きちんとした構造が必要である。これは、AD/

HD の子どもたちが気持ちよく感じ、評価され理解されていると感じられる、支えとなる学習環境を計画・準備するためである。分かった、できたと感じることは、AD/HD の子どもだけでなく、すべての子どもにとって重要である。これは、すべての子どもたちに保障されなければならない。

1. 学校における決まった場所で行なわれる日課は安心できる。予定のいかなる変更も、子どもが心構えできるように、できる限り前もって知らせておく必要がある。
2. すべての子どもたちの連絡帳（それぞれの所にある）に、その日の宿題をきちんと記入させる。そして、彼らが記入したことを点検する。
3. AD/HD の子どものために（他の子どもたちにも）、静かな場所を用意する。

物の配置

1. 学級の備品の配置に気を配り、子どもたちの気が散らないようにする。AD/HD の子どもたちは、先生や黒板のよく見えるところに座らせる。近くに、模範となるような子どもを置くといい。通路から離れた所に座らせる。
2. いらない物を整理して机を整頓させる。すべての子どもたちに、机のまわりを整頓させておく。
3. 窓の掛け金やブラインド、プラグやソケットなどから離して座らせる。

授業

1. 子どもたちにふさわしい課題や活動を提示し、AD/HD の子どもたちができるだけ長く集中できるように支援する。

2．課題を最後までさせる時は、まだできていないことよりも、できたことに着目する。
3．意欲を促進し高める工夫をする。AD/HDの子どもが集中して学習に取り組むようにするにはどんな援助が必要かを考える。
4．子どもの注意を再び引きつけるためにどんな問いかけが有効かを試行錯誤し、その子に合う問いかけをする。子どもが教師の問いかけの意味を理解できるようになれば、その問いかけをきっかけに、AD/HDの子どもたちの注意を喚起できる。
5．AD/HDの子どもたちは、いらない雑音を遮断することが苦手である。できるだけ雑音の少ない状態にする。特別な課題には、短い間静かな環境で学習させることが効果的であろう。ヘッドホンを利用する手もある。ヘッドホンは、注意が散漫になることを防ぐ役目も果たす。
6．課題が完成したらご褒美を与える。課題がたまると子どもに負担となり、どうしてよいかわからなくなるので、課題を未完成にしておくことをさける。
7．子どもたちに、授業中にノートをとる方法を教える。

行動の管理

1．子どもが理解できる簡単で分かりやすい目標を与える。
2．クラスのきまりは、教師の願いを伝えるために大切である。きまりは「〜してはいけません」ではなく「〜しましょう」というものがよく、見やすいところに貼って、いつも見られるようにする。きまりは5つ以下が望ましい。
3．良い行動を繰り返し強化する。特定の行動が出たとき、すぐにそれに関してのフィードバックをする。ご褒美のメニューがあると、毎回子どもは選択できるであろう。

4．処罰の段階がはっきりしていると、子どもは、自分の行動がどれにあたり、次はどうなるかがわかる。その段階の中には、計画的に子どもを無視したり、活動を停止（ある期間）させることも入れる。
5．ある行動に先立つ出来事に注意し、できるだけ記録する。それは、『引き金』の修正や変更に役立つかもしれない。
6．積極的な注意集中を支援し、励ます。
7．あざけりや理屈、批判といったやりかたではなく、毅然とした態度で子どもとコミュニケートする。
8．隅っこに追いつめるようなことをしてはいけない。逃げ場を残しておく。良い気分の状態でやりとりを終えるようにする。
9．「元どおりになおすこと」を励ます。
10．能力がないことと従わないことを、分けて考える。すなわち、「できない」と「したくない」を見分けること。後者はしかったり処罰を与えたりする必要があり、前者はできるように教えていく必要がある。
11．優先順位を考える。一度に3つ以上の行動の指示をしてはいけない。
12．教師の注目を引きたいがために行なう不適切な行動を修正するには、その行動を無視するといい。

社会的スキル

　AD/HDの子どもたちも、他の子どもたちと同じように、友達関係から得るものが大きい。時としてAD/HDの子どもは、友達関係を結ぶスキルが不適切なことがある。友達とのつきあい方は、クラス全体の中で教えられなければならない。

1．「友達の輪」や二人一組で何かをするバディシステムの考え方を使って仲間同士助け合う活動を、教師が計画する。注意深く見守れば、仲間集団

がAD/HDの子どもによって混乱させられることはない。
2．クラスのすべての子どもたちの社会性を育て上げるために、葛藤解決の方法や自分の考えを主張する方法を教える。
3．集団作業は難しいかもしれない。集団作業にうまく参加させるためには助言や援助が必要である。融通のきくグループを作ることで、AD/HDの子どもは他のさまざまな子どもたちと作業ができる。
4．仲間同士で読み・書きのパートナーとして個別に教えさせたりするときは、よく観察して一人の子ばかりの負担にならないように交代させる必要がある。
5．一定の時間内に類似した課題をする個別の指導グループは、自尊心や社会性の獲得を側面から支える。
6．相手の立場にたって物事を見るように励ます。
7．適切な社会性のモデルを示す。作業や属性、相互関係について肯定的に意見を述べるモデルを示す。
8．どんな人も集団の中で価値のある存在である、という考え方を育てる。クラスの協調性を作り出す。

教授法

1．スモールステップで学ばせる。目標は、現実的で到達可能なものにする。
2．最後まできちんと学習できるように計画をたてることが大切である。
3．クラスに指示を出すときには、日課表を書くと役に立つ。複雑な指示は、かみ砕いて与える。そして、本当に理解できたか、やるべきことを復唱させる。小さい子には、一度に一つの指示とする。
4．作業中の子どもには時々フィードバックして、その出来映えを評価するよう子どもに教える。
5．好きでない課題を遂行させるためには、その後に好きな課題を用意して

動機づける。多様性が大切である。
6．カーペットに座って行なう授業は、小さな子には短くすませること。大きい子には、教訓的な教え方だけではうまくいかないだろう。
7．口頭で答える機会を設ける。
8．文字による要求は減らす。
9．すべての子どもたちに、話し合いの方法を教える。これは、AD/HDの子どもに良いモデルを与えることになろう。子どもたちがもっと話し合いに参加する機会を設ける。
10．じっと静かにさせる。ボディランゲージや声のトーンに気づかせる。そのためには、おびえさせたり混乱させたりせず、安心させて気づかせなければならない。
11．クラス全体にしゃべる時には、その子どもの側で、彼らの教科書やワークシートなどを使って例を示す。
12．最初は、早く仕上げられる課題を与える。

一人ひとりへの対応

　AD/HDの子どもたちはしばしば自己評価が低く、失敗を怖れるために、クラスでの学習を回避する。彼らは、能力ではなく遂行することに困難があるのかもしれない。もし、作業を満足できるほどやり遂げなかったら、その学習を簡単なものにするのではなく、量を減らす。その子の良い面やできたことに着目することが大切である。

1．子どもに、問題の解決策に取り組ませる。いくつかの考えを試し、それらを評価し、いつでも変更できるようにする。もしうまくいかなかったら、なにか他のものを試す。
2．子どもたちに、自分の行動を記録する方法を教える。目標は現実的で達

成可能なものとし、達成したら変えていく。
3．課題を発表することは嫌がられるかもしれない。コンピュータを使って最後の仕上げをすることや、構成やレイアウトに助言することが望ましい。
4．体育の時の着替え、昼食時の移動、授業の変更など、いつもと違う場面でどうしたらいいかを教えておく。
5．うまくできないのではないかとか難しいのではないかという不安があると、AD/HDの子どもは問題行動を引き起こすかもしれない。リラックスする方法やストレスを解消する方法を教えておく。
6．AD/HDの子どもは、情報の選択が苦手である。学習スキルを教える必要がある。そして、どうやって始めたらよいかに関するヒントや手がかりを出すべきである。
7．書くことに問題があるだろう。まず、一つの文から始め、それから一つのまとまりのあるリストへと移る。出来事の順序や手順を覚えておくのは難しいだろう。
8．書取りは10語は多過ぎる。初めは少なくし、少しずつ増やしていく。
9．算数は、例えば20問全部を解くようにと言うよりも、最初の3問と、11問目と12問目と、最後の2問をやるように、と言う方がいい。
10．あるテーマに関する調べ学習は、たいていかなり自由度の高い学習となる。AD/HDの子どもには、枠組みや細かな助言が必要となる。扱いやすい課題を小分けにして出すのがいい。
11．むずかしい所を自分で予測することを教える。あるいは、自分でできる所と、助けが必要な所を見分ける力をつけさせる。
12．AD/HDの子どもたちは、忘れやすい傾向にある。うまく思い出させてやるための手がかりが、他の子よりも必要であろう。
13．口頭で指示されなくとも視線を合わせるように促す。
14．いろいろな方法で記録する。例えば、次のようなものを使う。
　・ワープロ

§4　学校での介入

- ・速記用口述録音機やテープレコーダー
- ・図表
- ・グラフ
- ・絵による表示
- ・大人による記録
- ・子どものライティングパートナー

15. 安心させる言葉を何度もかけたり、短い休憩をとることが、フラストレーションを軽減させる。例えば、いい所を見つけたり、気持ちをくんであげたりする。
16. 概念や情報を頭の中でイメージするように励ます。イメージすることが助けになる。
17. 終了時刻を知らせるためにタイマーを使う。
18. ぎこちなさや不器用さには、慎重に対応する必要がある。最も達成されなければならないことは何かをよく見極める。
19. 教科書のある狭い範囲に注目させるために、窓つきのシートを使う。
20. 大事なところは教科書をコピーし、重要なポイントに着目するように蛍光ペンを使うことを子どもに教える。
21. 自己管理の仕方を教える。できそうなことのチェックリストは、子どもの役に立つ。できたら自分でチェックするようにする。ラミネートしておけば、繰り返して使うことができる。
22. AD/HDの子どもは、何回も同じことを繰り返させるより、いろいろなことをさせる方がいい。

家庭と学校の連携

1. 親は学校での日課や予定を知っている必要がある。日課のコピーを渡しておく。家庭が協力して学校での子どもを援助することにつながる。

2．家庭と学校との連絡ノート（これは、よくなかったことを記録するものではない）が、保護者と教師のコミュニケーションの役に立つ。
3．翌朝の準備のために子どもが毎晩カバンをチェックして整える手助けを、保護者の日課にさせる。
4．保護者とのコミュニケーションは効果的なものでなければならない。効果的で積極的な戦略は、学校と保護者が共有するべきである。
5．学校での行動管理体制は、同じ目的を持ち、連続的で首尾一貫したものでなければならない。
6．小さい子の送り迎えの引継ぎは、綿密ではっきりしたものである必要がある。教師と保護者が毎日話す必要はない。1週間か2週間に1回でいい。よい点や、できるようになったことに焦点をあてることが大切である。
7．遠足や社会科見学には、つきそいにきてもらった方がよい。
8．決められた時間、子どもが課題に取り組んだら、保護者にサインをしてもらう。
9．保護者と教師とのパートナーシップを大事にする。保護者と教師との共同歩調がとれたとき、子どもへの支援がうまくいく。
10．保護者も一緒になって、子どもの目標を設定する。
11．子どもに関わるすべての人の間で、確実な連携をとるべきである。現実的で適切な目標を定めるのがよい。
12．目標はこまめに再検討する。
13．できたことを褒める。

まとめ

　AD/HDの子どもたちがいることで、他の子どもたちも疲れてしまうことがある。AD/HDの障害について、正しい見方ができるようにしておく。AD/HDの子どもたちにとって効果的な学習環境は、柔軟で枠組のある、一人ひ

とりの違いを認めるようなものでなければならない。他の子と違うからといって彼らが疎んじられるようなものであってはならない。事が起きてから対処するのではなく、事前にAD/HDの子どもにどう対応するか対策を講じておくことが大事である。できるようになったことやできたことを誉め、認めるというやり方で子どもに対応するということを、学校全体で共通理解すべきである。AD/HDの子どもたちは、教育者の思いやりある態度によく反応し、結果として成長していくのである。

Chapter 5
家庭における介入

　学習上の自信や満足感と同じように、生活上の自信や満足感を得られれば、AD/HDの子どもたちは自分の能力を発展させ、自分の生活を十分うまくやっていけるにちがいない。AD/HDの子どもたちは一人ひとりが違い、彼らが巻き起こすことと日々格闘している両親は、子どもを育てることの困難さや苦しみのため、情緒が常に不安定になったり高ぶったりすることだろう。世界中で一番よくできた親であっても、自分の不適格さ、罪悪感、落ち込みやひどい怒りを感じるにちがいない。親は、子どものことだけでなく自分自身のことにも目を向け、家族とともに対処していくことが大切である。両親（もしくは世話をしている人）がよく理解し、よく援助し、自信を持って、矛盾のない子育てをすれば、AD/HDの子どもはよくなるにちがいない。

　AD/HDの子どもの両親が家庭において何をどうしたらいいか、このあと記述してある。前章で述べた教師のすべきことと重なる部分も多い。これらはすべてを網羅したものではなく、すべてのAD/HDの子どもに適用できるわけではない。一つの対処法や戦略では、子どもたちが示す問題や行動に完全には対応できない。

知識と理解力を育てる

　AD/HDは気質的なものでもある。病気ではなくて、行動に問題があるのであり、その問題行動をほとんど自分ではコントロールできない。原因は1

つではなく、治療も1つではない。最初の段階は、問題行動を理解し受け入れることである。強制したり罰を与えたりしても、問題は解決しない。AD/HDの子どもが示す問題を親が理解することが、家庭での教育の大事なステップである。

両親は子どもができないといって不当に叱ったり、批判したりせず、障害を正しく理解し続けることが必要である。そして、子どもが「できないこと」と、「したくない」ことを見分けることが大事である。ほとんどの子どもは故意に逸脱した行動を起こしているわけではない。もし、彼らが逸脱した行動をとったとしたら、その行動を罰しなければならないのであって、子ども自身が悪いわけではない。両親は、悪いのは子ども自身ではなく、その行動であることを、子どもにわからせる必要がある。難しい行動に直面したときは、行動を罰し、一人ひとりの子どもを尊重することを思い出すべきである。

子どものことを考えて肯定的に行動する

もし、AD/HDの子どもたちが自分の行動をずっとコントロールしようとするのなら、自分の行動の結果として何が起こるのかをはっきりと理解させる必要がある。他の子よりも、繰り返し素早くフィードバックさせる必要がある。AD/HDの子どもたちが協力的だったり、うまくできた時はすぐに、中学生なら賞賛を、小学生ならおもちゃや楽しみや特典などのご褒美を、他の子どもよりも頻繁に与える。両親は、AD/HDの子どもが他の兄弟姉妹ほど褒められていないことを認識し、バランスよく評価する努力が必要である。

子どもが良いことをしているのを認めてもらえないと感じたら、わざとしかられるようなことをして気を引こうとするかもしれない。もし、行動の結果にご褒美を与えられたら、その行動は強化され、増加するだろう。よくない行動が強化されなかったら、多分再び起こらないだろう。目標は、肯定的な親になり、望ましい行動をよく見て褒め、ご褒美を与えることである。

§5 家庭での介入

どうすればいいのか？

1．望ましい行動をしたら、褒める。
2．すぐに褒める。
3．その子に特別な褒め言葉を与える。
4．限定や皮肉なしに、肯定的に褒める。
5．言葉と一緒に、笑顔や視線（アイコンタクト）、気持をこめて褒める。
6．言葉とともに、体に触れたり抱いたりして、スキンシップに努める。
7．子どもが良い行動をした時をのがさないようにする。「完全にできたとき」だけ褒めるのではない。
8．あなたがしてほしいと望んでいる良い行動を見たときはいつでも褒める。
9．他の子どもたちの前で褒める。

どんなに大変でも、両親が子どもとよい関係を維持することが大切である。できるかぎり子どもとできる楽しいことを見つけて、約束して、実行する。少なくとも週に数回はそうする。子どもにその「特別な時間」の活動を選ばせ、主導権をとらせると、自信を高めることになる。

肯定的な自尊心を育てる

　AD/HDの子どもたちは、自分はうまくいかないと思いこんで、うまくできることを認めたり受け入れたりできないでいる。それは驚くべきことではない。かれらは今まで他の子と同じような体験をしてこなかっただけなのだ。AD/HDの子どもたちは自尊心が乏しいので、努力や良い行動に対して過度に褒められたとは感じない。よって、自分自身の成功に注目することで、自分を見返すような援助が必要である。そうすることで、子どもたちは自分の気持ちや自尊心を修正できるであろう。子どもたちがこれからの人生をうま

くやっていくために、両親は子どものお手本となり、前向きに生きていくことを教えなければならない。

　AD/HD の子どもたちは、創造的で特別な才能を持っていることが多い。たとえ彼らの才能が親の願いや期待とは違っていたとしても、彼らの才能は認められ使われるべきである。能力を見いだし、注目し、育てることが、子どもの自尊心を促進させるとてもよい方法なのである。

日課、計画、予定を実行する

　AD/HD の子どもたちは、家庭における予定や計画から多くを学んでいく。朝起きること、夜宿題をすること、日々の義務を遂行することなど、はっきりとしたスケジュールが有益な影響を与える。宿題の日課がよい学習習慣を身につけさせる。理想的には、宿題をしているときにはテレビなど気の散るものはのぞかれるべきである。しだいに子どもたちは、自分のやるべきことを理解し、責任を負うことが身についてくる。

　AD/HD の子どもたちは、どこからがしてはいけない行動なのかというはっきりとした境界も、親から学んでいく。AD/HD の子どもは、自分がその境界のどこにいるのかを知っておくべきである。彼らは決まっているルールが変わる時、うまく対処できない。両親は子どもたちに、ルールとその守り方を教えなければならない。日課の変更がある時は必ず、前もって知らせておく必要がある。

　両親は方針を一致させ、子どものさまざまな行動に対して同じ対応をしなければならない。これには、ふだんからの両親の話し合いが必要である。年上の子どもの場合は、褒める時と叱る時など家族のルールを決めるときには、その子と一緒に決定することが望ましい。そうすることによって、子も長きにわたる問題解決の戦略を学び始めるのである。

はっきりと意思伝達する

　注意力に欠け、衝動的で、しつけにあきらかに耳をかさない子どもたちには、はっきりと意思を伝えて教えることが大事である。教えるときには、はっきりと簡潔に、そして常にしっかりとなされるべきである。この子どもたちに自己抑制を期待することは現実的でない。これは衝突や対立で終わることが多く、結果的に無益となる。「テーブルに足をのせてはいけない」ではなく「足を床におろしなさい」といった肯定的な教え方のほうが効果的である。

　子どもたちに、ルールというものがあり、それには従わなければならないということを教える。

　子どもたちに対して断固とした態度をとることができない親が多い。もし子どもが親の働きかけを無視したら、言われたことに耳を傾けさせるために、次にあげる方法のいくつかまたは全部を実行する。

1．子どもになにか言うときは、肩をしっかりと持つ。
2．目をしっかりと見る。
3．はっきりと、断固とした言い方をする。
4．自分をしっかり見るように言い、筋の通った指示には従うように言う。
5．もごもご言ったり、がみがみ言ったり、討論したり、言い訳をしたり、大声で話したり、テレビをつけたまま話したりすることは、いっさいやめる。
6．親の言ったことを復唱させることが大事である。

コントロールする

　親には大人として状況をコントロールする権利がある。子どもたちからい

らいらさせられたり、不愉快にさせられないようにする。親が実行できないような脅しを使ってはいけない。毎日、非難することがあっても、褒めることも入れる。最終的にはよい行動を励ますように、賞賛を増やすことである。

　親は、子どもを傷つけるような注意を避けるべきである。そういった注意をすると、子どもの信頼を失い、子どもとの関係をだめにしてしまう。皮肉や攻撃的な叱り方をしてはいけない。どの子どもも、親を見てそれを見習うのであり、AD/HDの子どもたちも例外ではない。

　多くのAD/HDの子どもたちは、よくないことをしてでも注意をひこうとするので、そのことでの対立はさけるべきである。問題はできるだけ早く、なるべく人のいない所で解決されるべきである。その後、成功の機会が与えられるとよい。両親は、やりとりが気持ちよく終わるように心がける。子どもたちは、悪い気分で置き去りにされてはいけない。もし子どもが追いつめられた気持ちを持ったとしたら、それは対立の危険につながる。親と子どもの両方にとって、より良い解決が好ましい。特に年上の子どもの場合は、完全に解決しようとは思わず、歩み寄ったり、軽減させる方がよい。

より現実的な目標を持つ

　親は、ささいなことでいらだちをつのらせて問題を大きくしてはいけない。一番優先すべき大事な問題に注目する。現実的な目標を持つことが重要で、寛容さが必要である。たくさんの問題を一度に解決しようとしてはいけない。どんなときも最も注意すべき1つないし2つの行動を選ぶ。そして、それだけを一番に考えてあたる。家族の願いや、その行動が結果として子どもの生き方に支障をきたすようなもの（例えば、他の子どもをたたく、など）を優先的して選ぶ。

処罰を設ける（安全弁）

　急速に事態を制御できなくなっていくと両親が感じた時が、AD/HDの子どもに介入する重要なポイントである。このポイントをはずすと、分別や理性のある思考ができなくなってしまう。このときこそ、一歩下がって処罰を与える時である。それは子どもの感情の高まりをおさめ、子どもにとっても親にとっても安全弁となる。

（1）無視すること

（ⅰ）子どもの荒々しい言葉や反抗を全く無視する。
（ⅱ）できるだけ他の人がいないところに、一人置き去りにして、かんしゃくや大声で騒いだり叫んだりすることを無視する。
（ⅲ）自分のことに熱中してやり過ごす。例えば電気掃除機をかけて、子どものかんしゃくが聞こえないようにする。
（ⅳ）子どもを従わせる時は、親の言っている意味を子どもに示すことが大事である。目線をあわせ、声を張り上げ（叫ぶのではなく）断固した声で指示を繰り返す（本気で怒っているように見えてもいい）。

（2）タイムアウト

　タイムアウトは、他の人たちの注目や野次馬から子どもをしばらく離して、状況を改善する技法である。例えば、ある時間ベッドルームに入れることは効果的である。これはあくまでも短い時間で行なうべきである。やってはいけないルールを教えるために、年に1回ぐらい1分間、最長でも10分に抑えるべきである。静かになったならば、たとえ口に出して後悔していなくても、もとの場所へもどしてあげる。タイムアウトは、現実的に無視できない行動、

例えば暴れた時などに使う。この技法は小さい子どもに良く効き、よく使われる。もし、子どもが部屋に入れられることを喜んでいるような時は、効果はない。タイムアウトの場所には、おもちゃや遊び道具は置かない。そして、タイムアウトが終わったら、できるだけ早く子どもを褒める機会がもてるようにする。

自分自身を大事にする

　AD/HDの子どもを持つと、計り知れないストレスが家族にもたらされる。そしてストレスが、悪い行動を引き起こしてしまう。難しいことかもしれないが、穏やかに接し続けることが大切である。両親は、自分自身に必要なことや他の子どもたちに必要なことも忘れてはいけない。休息をとることや、友人とのつきあいや趣味が、親や兄弟姉妹のストレス低減に役立つ。

助言を求める

　AD/HDの子どもを持つ家庭に起こりうるすべてを予想することはできない。両親は日常のことについてカウンセリングを必要とするかもしれない。アドバイスは、AD/HDをよく理解してくれる人から受けること。でないと自分を責めたり、必要のない罪悪感を持ってしまうかもしれない。
　心理的・治療的な介入は、家族状況の中で起こる子どもの情動的問題に焦点をあてるべきである。行動管理プログラムは、その家族のニーズや価値に合わせて注意深く計画されなければならない。両親とセラピストとの協働的なパートナーシップから生まれた治療計画でなければならない。

Chapter 6
薬について

　AD/HD についての最大の論争は、治療における薬の利用であろう。特に学校で薬の管理をするようになってから、その論争が感情的になってきている。

　リタリンは AD/HD に一般的に使われている薬で、子どもの薬として研究されたものである。アメリカにおける AD/HD 治療の90％から95％でリタリンが処方されているという調査結果もある。多動症や注意欠陥症、衝動的な行動の症状を持つ子どものおよそ75％に非常に効果があるといわれている。さらに、友達や親との関係だけでなく、攻撃的、反社会的、反抗的な問題も改善される。

　リタリンは一般的には、不安障害や行為障害、気分障害に関係した症状には効果がないと言われている。学ぶことにおいて効果はあまりない。集中力を増したり、注意散まんを減じる効果があるが、薬自体に学業スキルを増す力はない。薬が新しいスキルを教えてくれるわけではない。集中して学ぶという点で、効果がある。

　長期間における研究で、薬の効果は薬を飲まなくなったとたんに消えていくと言われている。

　ある子どもには薬の効果がなく、また少数ではあるが、行動が悪くなったり気分が落ち込んだり無気力になったりする子どももいる。その場合は、薬を止めたり、量を減らすことになろう。

　リタリンは、AD/HD の子どもたちに見られる神経伝達物質の欠乏を補う刺激剤としての働きをする。これにより、伝達がスムーズに行なわれるよう

になるのである。それは、晩熟型の多くの子どもも思春期になると、ホルモンの変化により自然に遅れをとり戻すのと同じようなことである。リタリンは、精神安定剤や鎮静剤とは異なる。比較的欠けているものを作り出すために、脳に働きかける刺激剤である。

副作用

　副作用はほとんどない。子どもによっては、食欲不振や体重の減少などを訴えることもある。この理由から、薬は食べ物と一緒に与えるようにする。別の副作用として、初めのうちは疲労感を訴える子や、時折頭痛やめまいを訴える子どももいる。まれに目がかすむこともある。これらの副作用は大抵数日でおさまり、薬に適応していく。
　リタリンは、不眠症や成長の遅れの原因となったり、チックをおこすことがある。しかし、こうした状態は通常はなく、まれにしか見られない。

薬物依存

　子どもにおいては、薬への依存症状はない。子どもによって、薬が切れていくときに少し涙が出やすくなるということがある。これは一時的なもので、神経伝達物質が気分の変化に影響し、薬が切れたときに鬱的になるのではないかと考えられている。めったにはないが、もしこの症状が見られても、2〜3週間内になくなる。
　長期間の研究で、薬の服用が薬物依存やアルコール依存、犯罪性癖、成長抑制などを増すという証拠はないことが分かっている。

薬の投与の基準

　一般的に薬の投与の基準は、他の選択肢と比較してリスクはどうか、利益はどうか、を検討して決められるべきである。幾つかの要因から、AD/HDの子どもに薬を投与するかどうかを決定していく。その要因とは、症状の程度、他の病気の有無、薬によらない対処での効果の有無、薬を飲むことに対する耐性や従順性などである。

　また、他の病気を併発しているときは慎重に扱わなければならない。例えば、うつ病やてんかんの症状が見られるときは、そちらの治療を優先しなければならない。

　薬は管理の一側面である。親や教師は投薬を考える前に、AD/HDの子どもを管理する方法とその効果についてのアドバイスを受けるべきである。

事後観察

　投薬を受けたら、その後の細かい事後観察を欠かしてはいけない。最初は必要なら電話で、その後、4週間から6週間に1回、続いて3カ月から6カ月に1回は経過をみてもらう。これは、子どもの注意力や学習、行動、体重の変動、脈拍、血圧などへの薬の影響を確かめるために必要である。年に1回は血液検査を行なう。保護者や先生にアンケートをとることも必要である。全体的な評価や患者の直接観察、詳しい報告書などが、効果的な治療を決定していく上で役立つ。薬での治療は、適切な心理学的介入とともに続けられなければならない。そのため、保護者、教師、医者、心理学者の協力が絶対必要である。薬は、AD/HDの管理法としていきなり始めたり、単独で使われたりしてはいけない。

Chapter 7
教育施策
AD/HD と SEN 規約

「特別な教育的配慮（Special Educational Needs: SEN）」の確認と査定に関する実施規約（教育省，1994）は、特別な教育的配慮を必要とする他のすべてのタイプに適用されるのと同様に、AD/HD もしくは AD/HD と疑われるケースにも適用される。規約では、次にあげる5段階モデルの採用を規定している。

ステージ1　クラス担任と教科担任は、子どもに特別な配慮が必要かどうかを確認する。そして、最初の手だてを施す。

ステージ2　学校の SEN コーディネーターは、情報の収集や、担任と協力して子どもの特別な教育的施策を調整することに関して、指導的責任を持つ。

ステージ3　教師と SEN コーディネーターは、学校外の専門家によって支援される。

ステージ4　地方教育局（LEA）は、法的な査定の必要性を考える。必要であれば多面的な査定をする

ステージ5　地方教育局（LEA）は、特別な教育的配慮が必要だという申告が必要かどうかを考える。必要であれば申告して施策を調整し、監督し、再検討する。

　教育心理学者は通常、ステージ3で関わることになる。AD/HD が疑われ

ていても医学的に診断されていない場合は、開業医を通して適切な公共医療サービス医（コンサルタントの小児科医／児童・家族精神科医）からの専門的な助言を求めるべきである。

　AD/HD の子どもが学校における査定や施策によってどの段階になるかどうかは、子どもの困難性の程度や、その子どもがどの程度その困難性を克服できたり軽減できるかによって異なる。

　地方教育局（LEA）がステージ 4 で法的な査定を考えるまえに、次のような証拠が必要である。

・学校内で専門医からカウンセリングや援助を受けても、依然逸脱した行動が見られる場合。
・適切な期間（普通すくなくとも 1 学期間ぐらい）、教育心理学者のアドバイスに基づく系統立てた介入がなされても、依然問題となる行動が見られる場合。つまり、行動が系統的に測定され、介入がなされても、意義ある行動の修正が見られなかったときである。

　ここでいう「意義ある行動の修正」、とは通常の学級担任が介入プログラムを継続し、専門医の助言や通常、学校が利用できる施策によって、その生徒が普通のクラスにおいて国のカリキュラムで十分やっていける程度にまで行動の変化が見られたことを示す。

　ステージ 5 の申告には、子どもの困難性が極めて重大であり、長い期間になりそうで、その子自身の発達や他の友達の発達をさまたげるものである、という証拠が必要である。社会性の発達や統合がうまくいかず、通常の社会的状況では学業の達成が望めないからである。

　特別な施策が必要であるという申告を受けた AD/HD の子どもたちへの地方教育局（LEA）施策は、現在の困難性の程度や質、およびその子が AD/HD に起因しない特別な必要性を他に持っているかどうかによっても変わってく

る。

　地方教育局（LEA）施策は、次の項目を含んでいる。

・学校独自の SEN 施策を援助する。
・普通学校の特殊学級やサポートセンターに児童を送り込む。
・養護学校に児童を送り込む。
・相談機関に児童を送り込む。

　学校における査定・介入・支援プログラムの基本は、以下の通りである。

・AD/HD の原因と本質が、すべての学校教職員に理解されている。
・子どもの行動への対処法は、合意されたものである。
・子どもの両親と最大限協力し、直面している困難性を理解する。

Chapter 8
両親と査定と介入プロセス

　両親は自分の子どもについて一番の専門家である。子どもが学校で苦しみ、手に負えなくなっていることを受け入れるのは容易ではない。しかし、子どもに学業的な問題があることは十分分かっており、受け入れがたい行動にも気付いている。両親は子どもの問題の原因探しに莫大な時間とエネルギーを費やし、その結果 AD/HD の知識もたくさん持っているだろう。だから、両親がまず最初に考えるのは、自分たちが言いたいことをじっくり聞いてほしいということであろう。

　両親はしばしば、子どもの問題は自分たちのせいだと信じ込んでいるし、時には、忠告を求めた人によってそう信じこまされている。AD/HD は親のしつけが原因ではないのに、失格者だと思いこまされてしまっている。

　極端な例では、AD/HD は家族関係を緊張させ、家族を崩壊させてしまうこともある。両親は、子どもを育てる最善の方法についての意見が合わず、お互いを陰であるいは公然と非難するようになる。これが両親の離婚につながることにもなる。

　母親は一般的に、すべての問題をしょいこみがちである。学校の先生と話すのも母親であり、親戚や友だち、近隣の人たちの反応にも対応していることが少なくない。AD/HD の子どもの家庭での管理だけでなく、査定の調整もしなければならない。

　兄弟姉妹は、悪ふざけで AD/HD の子どもをつついたりいじめたりして、「からかって遊んでいる子」となっていることがある。彼らは AD/HD の子どもにばかり注目が集まることにしっとし、また自分なら許されないことで

もその子には許されるという不公平さへの不満をもっているのかもしれない。

エクセター（Exeter、訳注：イングランド・デボン州の州都）臨床地域心理学センターのコンサルタントで臨床心理学者 Martin Herbert 教授は、AD/HD 児の周りの人々は「学習された無力感」を獲得しており、それは特に両親に多く見られるという。彼らは、他の親や知人、友達、教師などからアドバイスされても、時間の無駄だと感じるようになってしまっていると指摘している（Herbert, 1996）。

両親に問題が何であるかを告げることもまた、非常に難しい。すべての子どもは、AD/HD の子どもたちに見られるような行動のいくつかをすることがあるが、AD/HD の子どもたちは、その行動を次から次へ、1度だけでなく、1日中、毎日しているのだ。

多くの両親は、子どもが AD/HD と診断される前に疲れきっている。中には、なぜ子どもがこんなに問題を起こすのかを教えてくれる人を探すために、何年もの間苦しんできた人もいる。どうどうめぐりの中で失望し、真の助言をしようとする専門家の意見や自分自身の判断も信用できなくなってしまっているのである。そして、怒りや欲求不満、解決法が見つからないことへの憤慨の気持ちも感じている。

このような状態の両親を理解し、援助し支えなければならない。それゆえ学校は、両親に対応する時に使う手引きを作成することが大切である。率直で誠実な意思疎通を持続するためのあらゆる努力がなされなければならない。AD/HD の子どもを持つ親のストレスや緊張に配慮しなければならない。AD/HD が問題となるとき、両親は自分自身の判断に疑問を持つ。それゆえ、味方であると信じられる人や、この分野に詳しい人が必要となる。

AD/HD は遺伝性で、多くの人はその特質を、大人になると程度は軽くなるものの持ち続ける、ということを示す研究がある。これは、AD/HD のさまざなの様相を示す親に育てられている可能性があることを意味している。家庭生活は混乱状態に陥りやすく、そうなるといくら良い戦略も成し遂げる

ことができない。不適切な社会的スキルやコミュニケーションのスキルが、ますます問題を大きくするであろう。家族カウンセリングは、こういった場合に利用されるべきである。

Chapter 9
考え方の概要

1．この本は、アメリカ精神医学協会作成の DSM-Ⅳの診断基準に基づいている（付録 A 参照）。しかし、診断はいくらか幅をもたせて適用されたり分類されたりするべきで、しっかりとした注意深い考慮が AD/HD の診断や査定の過程には重要である。少なくとも 2 つ以上の状況での信用できる報告書を入手しなくてはならない。

2．理想的には、医学的診断は臨床心理学者または教育心理学者のいずれかによる心理学的評価と、合わせて考慮されるべきである。どんな介入にも、心理学的要素を入れるべきである。AD/HD と合併する障害も、査定や介入の過程の中で考慮されなければならない。

3．心理学的評価は、基本的には問題解決の枠組みの中でなされる。学校での観察から AD/HD タイプの問題行動が示唆されなかったら、必ずしも全部の認知査定をする必要はない。

4．AD/HD の子どもたちへの効果的な介入には、教師と児童と両親、場合によっては専門家の協力も重要である。個別指導計画は、SEN 規約のステージの中で、AD/HD に応じた計画作りのよい指針となる。介入計画は、目標を明確にし、戦略を決めるという観点でなされなければならない。その際、両親の願いを聞き、評価項目も準備されているものとする。

5．教師と両親が個別指導計画を作る際には、実施方法と経過観察、評価の具体的な方法が示されていることが必要で、両親、教師、本人その他そのプログラムに関係するすべての人の同意が必要である。協働作業や情報を共有することが、介入を成功させる道である。

6．AD/HDとされた子どもの中には、学校生活のある部分について最小限度の援助を受ければいい児童から、複雑で重度の学習障害のためにより多くの援助が必要な児童まで、さまざまである。AD/HDのほとんどの子どもは、SEN規約のすべてのステージに当てはまるということはない。だいたいの児童は、普通学級の中で、援助をうけながら国の教育カリキュラムを履習できる。

7．AD/HDの診断自体は、必然的な法的査定の根拠とはならない。しかし一般的に、SENのどのステージに入るかを示す手掛かりとなる。

8．学級での教示や管理を修正することは、注意力に問題がある子どもの対策に効果的である。それらを適切にやってみてから、他の要因や介入が求められるべきである。

9．教師は、AD/HDの子どもを有効に教育するために、教示方法や行動管理の方法を身につけておく必要がある。これらの能力は、良い指導法と別個のものではなく、トータルな指導法の中に含まれているものである。効果的な教示や行動管理の手続きに関する原則は、AD/HDの子どもやその他の行動障害の子どもを扱っている教師に、基本的な能力をもたらすものである。

10．学校の方針は、AD/HDの子どもやそれに関連した問題を持つ子どもに

§9 考え方の概要

合わせて変えていく必要がある。教師が孤立していては、これらの問題の解決にあたれない。

11. AD/HD の子どもを効果的に教育するためには、教師や学校職員のための研修が必要である。学校では、次のようなことが必要である。
・AD/HD の子どもを援助する特別な教示に関する戦略知識
・認知と行動に関する戦略
・社会的スキル訓練をプログラムする力
・他の専門家や両親、世話してくれる人と協動したコンサルテーションを行なうスキル

12. 薬による治療は、効果的な治療の基本であるが、最初の治療法として使ったり、それのみで治療しようとしてはならない。毎日の生活をうまくやっていくために必要なスキルや態度や行動を身につけさせる、心理学的介入や社会的教育的介入など他の治療方法と併用して処方されるべきである。薬自体には、AD/HD の治療としてスキルを身につけさせる効果はない。

13. 行動管理を補助するために薬を使う時は、AD/HD の子どもを扱ったことのある医者（[原注] コンサルタントの小児科医や児童精神科医など）の診察を受け、継続した指導を受ける。薬は、開業医と共になされるケアの一部として処方されるべきである

14. 心理学者と教師はコンサルテーションの過程に関わるべきであるが、投薬に関する最終結論は開業医が両親や本人と相談して出すべきである。

15. 学校職員には、投薬の管理に関する法律上や契約上での義務はないが（DfEE, 1996、「学校における医療の必要のある児童の支援」）、子どもの健

康と安全を守るために、教師と学校職員には賢明な親のように行動する判例法上の義務がある。学校職員は一般的には、適切な訓練や研修を受けずに投薬を管理することはできない。開業医が学校での投薬を教師に頼む時には、はっきりとした投薬方法を添えなければならない。

16. ある診断を受けたからといって、すべての子どもが投薬を必要とするわけではない。逆にいえば、AD/HD のための投薬をうけている子どもが必ずしも AD/HD と診断されるわけではない。薬の効果は、必ずしも診断の指標とはならない。

17. 薬は、まず試しに使ってみて、学校での様子を観察するだけでなく、使わない時の行動や学習の様子も観察してみる必要がある。

18. 学校と関わっている専門家の間のコミュニケーションは、薬による治療の効果を上げるための決定的な要因である。医者は、投薬についての客観的な評価を得るために、学校での様子について、教師と話し合うべきである。子どもの情緒、身体、認知、行動に関する薬の効果を観察するために、医者は情報を求め、教師はそれを与えなければならない。

19. 学校における投薬の指導は、慎重にしなければならない。多くの子どもたち、特に思春期の子どもは、薬を飲んでいることを友達に知られたくない。友人の目を気にして、薬を飲むことを拒否するかもしれない。

20. 薬は最も簡単に手っ取り早く効果をあげる便利な手段として使われ、他の原因からくる症状もカバーできるものであることを、関係者は知っておかなければならない。

§9 考え方の概要

21. 医療を必要とする児童が学校で適切なケアと支援を受けるために、学校の方針を職員、両親、児童は共通理解しておくべきである。学校は、処方される薬の種類について、勝手な判断を下してはいけない。

22. 両親には、何をすべきかを一つずつ示すと役に立つ。これらの情報は、明確で入手可能で、すぐに役立つものがよい。例を以下に示す。

・両親は、まず誰に話すか
・質問事項
・学校やかかりつけの医者、専門家などに、どんな情報を伝えるか
・診断や治療に向けて各ステージで行なわれる査定に要する時間と、その期限に関する指針
・国や地方の支援グループの情報

23. 多くの両親は、どの段階でも情報がすべて伝えられているわけではないと思いがちである。これが両親の欲求不満や無力感を増大させてしまっている。"経過報告書"で子どもの進歩を知らせるようなシステムが有効である。すばやく容易に記入できる書式や質問紙が準備されていれば、簡単にそれを活用できる。

24. 重度のAD/HDの症状を持つ子どもがいる家族の援助のために、社会的サービスが提供されなければならない。

25. 両親を含むすべての専門家間のコミュニケーションは、定期的で、建設的で、守秘義務を負うものでなければならない。そして、その目的は、AD/HDと診断された児童が生涯にわたり幸せに暮らしていくことである。

付録 A
診断基準

AD/HDのためのDSM-Ⅳ診断基準

A （1）か（2）のどちらかに当てはまる場合。

（1）以下の不注意の症状のうち6つ（あるいはそれ以上）が当てはまり、それが少なくとも6カ月続き、その程度は不適応で、発達の水準に相応しない。

不注意性

(a) 学業、仕事、そのほかの活動において、しばしば周到な注意力に欠ける、または不注意な過ちをおかす。
(b) 課題や遊びにおいて注意を持続することがしばしば困難である。
(c) 直接話しかけられた時、しばしば聞いていないようにみえる。
(d) しばしば指示に従えないことがある。また学業や用事、職場における責任を遂行できない（反抗的な行動のためでも指示が理解できないためでもなく）。
(e) 課題や活動を順序立てることが、しばしば困難である。
(f) 努力を要する課題（学業や宿題のような）に従事することをしばしば避ける、嫌がる、またはいやいや行なう。
(g) 課題や活動に必要な物（例えばおもちゃ、宿題、鉛筆、本や道具など）

をしばしばなくす。
(h) 外部の刺激によって、しばしば容易に注意がそれる。
(i) 日課をしばしば忘れる。

（２）以下の多動性・衝動性の症状のうち６つ（あるいはそれ以上）が当てはまり、それが少なくとも６カ月続き、その程度は不適応で、発達の水準が相応しない。

多動性

(a) しばしば手や足をそわそわと動かしたり、着席中にもじもじする。
(b) 教室や着席が求められる状況で、しばしば席を立つ。
(c) 不適切な状況で、しばしば過度に走り回ったり、高い所によじ上ったりする（青年や成人では、落ち着かない感じを自覚するだけかもしれない）。
(d) 静かに遊んだり、落ち着いて余暇活動につくことが、しばしばできない。
(e) しばしば『じっとしていない』、またはエンジンで動かされているかのように行動する。
(f) しばしばしゃべり過ぎる。

衝動性

(g) しばしば質問が終わる前にしゃべり始める。
(h) しばしば順番を待つことが困難である。
(i) しばしば他の人を遮ったり、邪魔をしたりする（例えばゲームや会話に割り込んでくる）。

B　多動性・衝動性または不注意性の症状の幾つかは、7歳よりも前から存在し、障害を引き起こしている。

C　これらの症状が、2つ以上の状況（例えば学校〔または職場〕と家庭）で存在する。

D　社会的、学業的、または職業的機能において臨床的に著しい障害が存在する、という明確な証拠が存在しなければならない。

E　その症状は、広汎性発達障害、精神分裂病、またはその他の精神病性障害の経過中にのみ起こるものではなく、他の精神疾患（例えば気分障害、不安障害、解離性障害、または人格障害）ではうまく説明できない。

（DSM-Ⅳ　ⓒ1998 American Psychiatric Association、許可を受けて転載）

多動症のためのICD-10の診断基準

A　家庭での子どもの注意力と活動が、年齢と発達水準からみて不相応で、以下の注意に関する問題の少なくとも3つが見られるとき。

1．自発的な活動が長続きしない。
2．遊びが終わる前にしばしばやめてしまう。
3．活動が頻繁に変わる。
4．大人から用意された課題を持続することが著しく困難。
5．学業中（例えば宿題や読みの課題など）に、著しい不注意性が見られ

る。そして、以下の少なくとも2つがあてはまる。

6．休みなく動き続ける（走り回る、飛び跳ねる、など）。
7．自発的な活動中に、著しくそわそわ、もじもじする。
8．じっとしていることが求められる状況（例えば食事中、旅行中、訪問時、教会など）で、著しく動く。
9．必要な時じっと座っていることが困難である。

B　学校や幼稚園で、子どもの年齢や発達水準からみて、注意力と活動が不相応で、以下の注意に関する問題の少なくとも2つが見られるとき。

1．課題を持続することが著しく困難。
2．著しく気が散りやすい。例えば、しばしば外部の刺激に気が散る。
3．自由に選択が許された時、活動が頻繁に変わる。
4．遊びの持続時間が著しく短い。そして、以下の行動上の問題の少なくとも2つがあてはる。
5．学校で休みなく動いている（走り回る、飛び跳ねるなど）。
6．集団の中で、著しくそわそわ落ち着きがない。
7．学習中に課題に取り組んでいないことが多い。
8．座っていることを求められるときに、しばしば席を離れる。

C　直接観察で、注意力や行動面での異常が見られる。これは、子どもの年齢や発達水準からみて著しい不相応があることが考えられる。そして、以下の証拠のいずれかが当てはまる。

1．上のA、Bの基準が直接観察できる。すなわち、親や教師の報告だけではなく、直接観察できる。
2．家や学校以外の場所（例えば病院や図書館）で著しく動く、または課

付録 A

題を怠ける、または我慢ができないことが観察できる。

　3．注意力の心理テストの結果に、深刻な弱点が見られる。

D　広汎性発達障害、躁病、鬱あるいは不安障害では説明できない。

E　6歳以前に発症する。

F　少なくとも6カ月症状が持続する。

G　知能指数が50以上ある。この研究では、多動症と診断するには、幾つかの状況にわたって、長期間持続し、直接観察でき、自閉症や感情障害のようなものが原因となっていない著しい不注意と多動性が、明らかに存在することが必要であるとしている。しかし、結局は評価用具を、家と学校で、それぞれの測度で95パーセンタイルの対応があるような、信頼できる、妥当な標準化された測度に基づいて、多動性の計量的な基準得点を得るほどにまで発展させるべきである。このような診断基準は、上のA、Bの診断基準にとってかわることになるだろう。

　　　　　　　　　　　　　（ICD-10　Ⓒ1992 WHO、許可を受けて転載）

付録 B
患者のための身体チェック

名前 _____
生年月日 _____
年齢 _____
性別：　　　男　・　女
検査日 _____
続柄 _____

使用法
　以下の質問を、刺激剤を投与されている子どもの親に対して定期的に行ない、検討していく。

１．この子どもへの、過去１カ月間の定期的な服薬量

　　薬品名

　　服薬量

２．この１カ月間の投薬期間に次の副作用があったか？

　　□　食欲不振／体重の減少
　　□　不眠症

- ☐ 午前や午後の遅い時間にイライラする
- ☐ 異常な泣き
- ☐ チックや神経性の習癖
- ☐ 頭痛／胃痛
- ☐ 悲哀
- ☐ 向こう見ず
- ☐ めまい
- ☐ 目の下のくま
- ☐ 恐れ
- ☐ 社会的な引き込もり
- ☐ 無気力
- ☐ 不安

3．副作用があれば、いつどのくらいの頻度であるか？

4．子どもの担任と最近、話をしたか？ 学級での様子はどうか？

5．子どもは薬を飲むことについて不平をもらしたり、いやがったりしているか？

6．前回の質問時から、子どもの行動に変化はあったか？ あったとしたら、どんな変化か？

7．子どもの健康状態、成長（身長や体重）、血圧は正常か？

8．学校で子どもに投薬することに問題はあるか？

『多動症の子ども *Hyperactive Children* 』（Barkley, R. A., 1981 *A Handbook for Diagnosis ans Treatment* . Guilford Press, New York）から引用

事後調査

名前＿＿＿＿＿＿＿＿＿＿＿＿＿＿＿
生年月日＿＿＿＿＿＿＿＿＿＿＿＿
年齢＿＿＿＿＿＿＿＿＿＿＿＿＿＿
性別：　　男　・　女

・処方されている薬（投薬量と回数）

・下に示した行動は、どの程度の頻度起こるか？　また投薬後の変化はどうか？

行動	頻度			薬の効果		
	ない	時々	しばしば	良くなった	変わりなし	悪くなった
作業に従事できない	☐	☐	☐	☐	☐	☐
作業を最後まですることができない	☐	☐	☐	☐	☐	☐
仕事中に不注意なミスをする	☐	☐	☐	☐	☐	☐
教示に従うことが困難	☐	☐	☐	☐	☐	☐
作業や活動を順序立てて行なえない	☐	☐	☐	☐	☐	☐

AD/HD

行動	頻度			薬の効果		
	ない	時々	しばしば	良くなった	変わりなし	悪くなった
すぐに注意がそれる	☐	☐	☐	☐	☐	☐
落ち着きがなくそわそわしている	☐	☐	☐	☐	☐	☐
大声を出す	☐	☐	☐	☐	☐	☐
他の人と一緒に作業をすることが困難	☐	☐	☐	☐	☐	☐
攻撃的	☐	☐	☐	☐	☐	☐
ルールに従えない	☐	☐	☐	☐	☐	☐

副作用

	ない			良くなった	変わりなし	悪くなった
食欲不振	☐			☐	☐	☐
不眠症	☐			☐	☐	☐
涙もろい	☐			☐	☐	☐
イライラする	☐			☐	☐	☐
神経質	☐			☐	☐	☐
不安	☐			☐	☐	☐
眠気	☐			☐	☐	☐
悲哀	☐			☐	☐	☐
頭痛	☐			☐	☐	☐

その他のコメント：

身体検査

身長：
体重：
血圧：
脈拍：
異常所見：

付録 C
両親のための AD/HD 情報

子どもの安全のために

　AD/HD の子どもは事故に遭いやすい傾向にあり、他の子どもよりも病院に運ばれることが多い。その理由は幾つかある。

・衝動的で、よく見ずに通りへ飛び出していく。
・怖い物知らずで、玄関の屋根から平気で飛び降りるようなことをする。
・有害な物を飲んだり食べたりする。

　常に、子どもがしていることに注意を払う必要がある。そして家や庭を、子どもに安全なものとする措置を講じなければいけない。

1．子どもが外で遊んでいるときは、目を離さないようにする。子どもが遊んでいる場所から、ガラスや石、とがっているものを取り除く。ゴミ入れを安全にしておく。近所の人にも、注意してもらうように頼んでおく。
2．薬や洗剤そのほかの毒物は、子どもの手の届かない所に入れ、鍵をかけておく。
3．すべての電気のコンセントに、カバーをしておく。
4．ガラスの引き戸には、大きくてカラフルなシールを貼っておく。
5．プールがあれば、必ずフェンスをつける。決して付き添いなくプールの敷地に入れない。

6．大切な物は保護しておく。ガラスの置物や陶器や宝石は、手の届かない所に置く。
7．ブラインドやカーテンのひもは、しっかりと結んでおく。たれ下げておかない。
8．電気器具、ナイフ、道具類は、子どもの遊び場から離れた場所に鍵のついた棚の中にしまう。
9．子どもがつまずかないように、電話線はたるませないようにしておく。
10．こわれにくいおもちゃを選ぶ。

「よくできたね。そうだよ。それが正しいはさみの使い方だよ」というように、子どもが安全に遊ぶことを、常にほめるようにする。安全に遊んでいる友だちに注目させる。

公共の場に子どもを連れて行くとき

1．公共の場でどんなことが起こるか、予測しておく。子どもは、飽きてしまったり、パニックを起こしたりすることがあるか？
2．そういう状況になるまえに……
・約束したことを繰り返して言わせる。
・うまく振る舞えたらご褒美をやるという約束をする。
・言うことをきけなかったときどうなるか、はっきり伝えておく。
3．きまりや結果を子どもに言い直させ、それらを理解し覚えていたら、ご褒美をやる。
4．禁止する言葉でなく肯定的な方法で、ご褒美があることを伝える。決して、子どもをおどすようなことをしてはいけない。(例えば、「……を覚えていたら、……できるよ」という言い方をする。「いい子にしていないと、ご褒美をあげないよ」という言い方はしないこと)

5．公共の場を去ったら、すぐにご褒美をあげる。例を以下に示す。

予測する　子どもを連れて買い物に行かなければばらない。しかし、レジのところで並んで待つことができない。しかも、手当たり次第お菓子をつかむ。

ルールを思い出させる　「列に並んでいるあいだ、手は両脇にね。お母さんがお金を払っている間、このお財布を持っていてほしいの」

ご褒美を決める　「アヒルの池に行きたかったわよね。ちゃんと待っていられたら、アヒルの池に行って餌をやりましょう」

結果を思い出させる　お菓子をつかむとアヒルを見に行けないことを思い出させ、「手を両脇におく。できたら、あひるを見に行ける」というように子どもに言い直させる。

　　ご褒美が楽しみになるように言う。例えば、「アヒルに餌をやりに行けるなんてうれしいな」というような言葉を掛ける。

すぐにご褒美をあげる　買い物が終わったら、すぐにアヒルの池に行き、「あなたが約束を守ったから、こんなすてきなことが起きたのよ」と言う。

6．子どもがルールを忘れそうになったら、何か別なことに気を向けさせ、もう一度肯定的な、例えば「ねえ見て！　あの箱にアヒルの絵がついているわ。あんなアヒルが見られたらいいわね」というような言い方で、ご褒美を伝える。「おりこうにしていないと、アヒルを見に行けないわよ」といった言い方はしない。

7．「してはいけません」という言い方はさける。親が望んでいることを、はっきりと分かるように、肯定的な言い方で伝える。例えば、「鉢植えにさわってはいけません」ではなく、「テーブルの上にある手が見たいな」という言い方をする。

8．子どもを何かに熱中させる。子どもを静かに待たせる必要があるなら、何か子どもが遊んでいられるような物を持って行く。小さなおもちゃの箱や本を、そのために車に積んでおく。

9. 型にはまった活動とそうでない活動とのバランスをとるようにする。子どもは短い時間なら、ちゃんと席に着いていることができる。
10. 問題が起こりそうな雰囲気を予測する。子どもが抑制を失いかけたら、すぐに手を打つ。別なことに注意を向けるようにし、抑制を失った振る舞いをいつまでも続けさせない。
11. 親は、自分自身の生活も大事にする。時には、気分転換も必要である。子どもを10分でもいいから見てくれるような、友だちや近所の人はいるか？あなたはあらゆることをし、子どもは確実に進歩している。両親の努力によって、必ず良い変化が見られる。

著者紹介

Henryk Holowenko　ヘンリック・ホロエンコ

　教育心理学者。イギリス、デボン教育局に勤務。そこで全国規模の学際的研究グループを統括し、AD/HDの子どもたちにかかわるうえでのすばらしい実践指針を作成。以前には、特別な教育的配慮を要する子どもの中等学校教師や公の機関での心理学者として活躍していたこともある。

監訳者紹介

宮田敬一　みやた　けいいち

1977年　九州大学大学院博士課程退学

1995年〜2001年　新潟大学教授

2001年〜2005年　お茶の水女子大学教授

2005年〜現在　大阪大学大学院人間科学研究科教授

［専門］　心理臨床学

［主な編著書］　『ブリーフセラピー入門』金剛出版、『解決志向ブリーフセラピーの実際』金剛出版、『学校におけるブリーフセラピー』金剛出版、『医療におけるブリーフセラピー』金剛出版

［訳・共監訳書］　『可能性療法』誠信書房、『アンコモンセラピー』二瓶社、『ミルトン・エリクソン催眠療法入門』金剛出版

訳者紹介

片野道子　かたの　みちこ

1977年　早稲田大学教育学部卒業

1978年〜現在　新潟県小学校教諭　障害児学級担任

1999年〜2000年　新潟大学教育人間科学部　障害児臨床心理学研究生（教員内地留学）

親と教師のための
AD/HD の手引き

```
2002年11月30日  第1版第1刷
2006年 4月25日     第2刷
```

著　者　ヘンリック・ホロエンコ
監訳者　宮田敬一
発行者　吉田三郎
発行所　（有）二瓶社
　　　　〒558-0023　大阪市住吉区山之内2-7-1
　　　　TEL 06-6693-4177 FAX 06-6693-4176
印刷所　亜細亜印刷株式会社

ISBN 4-931199-97-6 C3011